LES

SCIENCES MÉDICALES

A LA FIN DU XIXᵉ SIÈCLE

DISCOURS

Prononcé à la Rentrée solennelle des Facultés des Sciences et des Lettres

LE 3 NOVEMBRE 1892

PAR

Le Dʳ Paul GIROD

Professeur adjoint à la Faculté des sciences de Clermont-Ferrand
Professeur à l'Ecole de médecine et de pharmacie
Lauréat de l'Institut

CLERMONT-FERRAND

TYPOGRAPHIE ET LITHOGRAPHIE G. MONT-LOUIS

2, Rue Barbançon, 2

—

1892

LES

SCIENCES MÉDICALES

A LA FIN DU XIXᵉ SIÈCLE

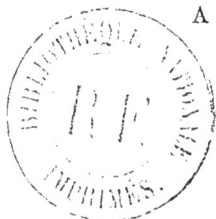

———

DISCOURS

Prononcé à la Rentrée solennelle des Facultés des Sciences et des Lettres

Lᴇ 3 Novᴇᴍʙʀᴇ 1892

PAR

Le Dʳ Paul GIROD

Professeur adjoint à la Faculté des sciences de Clermont-Ferrand
Professeur à l'Ecole de médecine et de pharmacie
Lauréat de l'Institut

———

CLERMONT-FERRAND

TYPOGRAPHIE ET LITHOGRAPHIE G. MONT-LOUIS

2, Rue Barbançon, 2

—

1892

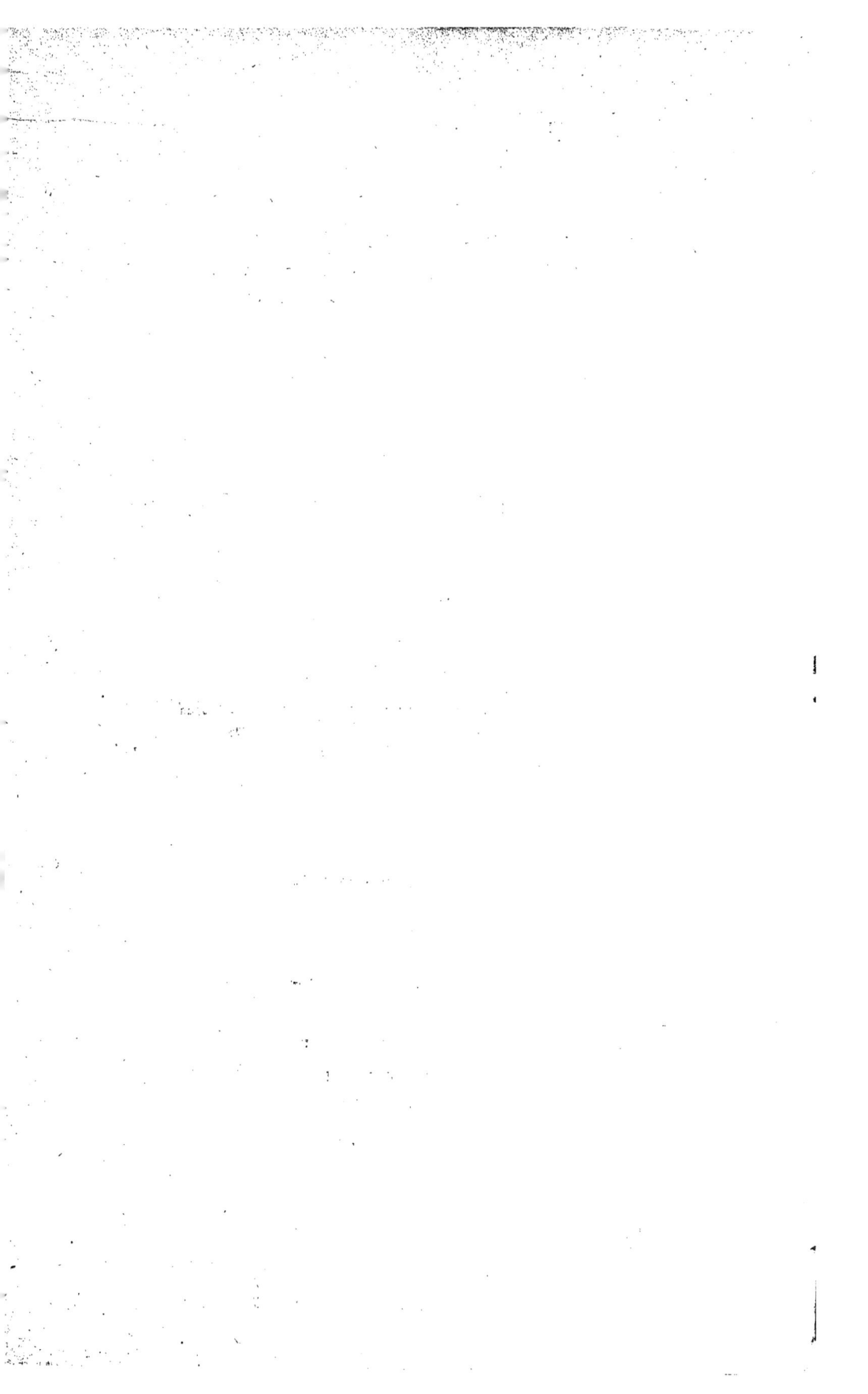

LES SCIENCES MÉDICALES

A LA FIN DU XIXᵉ SIÈCLE

Monsieur le Recteur,

Mesdames,

Messieurs,

L'année qui finit a vu une transformation importante de notre centre d'enseignement supérieur clermontois. Notre Ecole préparatoire de Médecine est devenue Ecole réorganisée, et la première consécration du nouvel état de choses a été faite par les examens passés, dans notre Ecole, devant les jurys de la Faculté de Toulouse. Comme représentant de mes collègues de l'Ecole, je suis heureux et fier du succès obtenu, car il a dépassé toutes nos espérances, et je viens remercier, en leur nom, tous ceux qui, par leur sympathique appui, leurs conseils, leurs généreux encouragements, nous ont permis d'utiliser pour le mieux la large contribution pécuniaire de la cité et nous ont donné les moyens de bien faire et de réussir. Notre centre d'enseignement médical n'a plus qu'à s'accroître et il ira, lentement mais sûrement, par une progression constante de ses ressources et du nombre de ses élèves, vers la situation définitive qu'il poursuit, sa transformation en Faculté ré-

gionale. Pour obtenir ce résultat, il suffit d'encourager
l'œuvre commencée. Nous avons multiplié nos cliniques,
établi des amphithéâtres pour de nombreux élèves, doté
nos laboratoires des instruments.de précision nécessaires
aux travaux de physiologie et d'histologie; nos locaux sont
bien distribués, notre arsenal est amplement pourvu des
armes les plus perfectionnées et la bonne volonté de tous
est le levier puissant qui permet de soulever tous les obs-
tacles.

Cette transformation de l'enseignement s'imposait, parce
que la chirurgie et la médecine ont rompu avec les théories
qui, il y a dix ans encore, dominaient nos sciences médicales. Les immortelles découvertes de Pasteur ont boule-
versé de fond en comble toutes les idées admises, et la vague
et indécise conception des causes des maladies a trouvé
par cet expérimentateur la base scientifique qui lui man-
quait : les germes et les micro-organismes constituent les
éléments producteurs du plus grand nombre des phéno-
mènes morbides.

Quelle simplicité dans ces expériences du Maître, qui devaient être si fécondes pour l'art de guérir. Prenez un
ballon, mettez-y les liquides les plus fermentescibles : du
sang, du lait, des bouillons divers. Soumettez ces liquides
à l'ébullition pour anéantir tous les germes qu'ils contiennent, supprimez de même les microbes de l'air du ballon ;
opposez-vous à l'arrivée de nouveaux germes en fermant
le ballon à la lampe, en plaçant un bouchon d'ouate ou
même en recourbant son col vers la terre, et les liquides
resteront toujours ce qu'ils sont au moment de cette mani-
pulation. Il faudra l'ensemencement par l'air extérieur
chargé de germes pour déterminer la fermentation.

Que conclure de ces données de l'expérience? L'air con-
tient des germes et tous les corps exposés à l'air peuvent
recevoir ces germes. Ces corps deviennent ainsi des agents
de transmission ou constituent des milieux favorables à

leur développement. Mais les germes de l'air et des corps exposés à l'air peuvent être anéantis par des procédés variés : chaleur, filtration, pulvérisation de solutions antiseptiques. Il est donc possible de mettre une portion du corps humain à l'abri de ces germes, il suffira de supprimer ceux de l'air qui environnent le malade par des pulvérisations appropriées, ou de filtrer cet air à travers d'épaisses couches d'ouate. Quant aux corps qui touchent cette partie : mains, instruments, linges à pansements, ils devront être de même dépourvus de germes. Dans ces conditions, la région sur laquelle a porté l'opération sera, comme le liquide enfermé dans le ballon de Pasteur, à l'abri de tout développement microbien. C'est là le principe de la méthode de Lister, basée sur les résultats des expériences du grand physiologiste, qui détermine toutes les règles de la chirurgie moderne.

Si nous jetons un regard en arrière, dans ce passé encore si proche de nous, nous voyons le chirurgien arrêté partout dans les opérations qu'il pratiquait : c'étaient l'infection purulente, la pourriture d'hôpital, l'érysipèle, le tétanos, tout le cortège de ces implacables complications qui venaient s'attaquer aux plaies les mieux soignées et faisaient disparaître les opérés. En effet, rien ne s'opposait à la chute des germes sur les solutions de surface pratiquées par le couteau et la scie du chirurgien : on opérait dans un air chargé de poussières, dans ces salles où s'accumulaient, avec les soupirs des moribonds, les mille et mille formes des microbes les plus dangereux. L'opération faite, on pansait avec des onguents, des pommades, des cérats où pullulaient les colonies microbiennes, on recouvrait le tout avec les charpies, les compresses et les bandes, et la recommandation était expresse d'utiliser pour cet usage les vieux linges plus doux et plus maniables ! Or, qui dit vieux linges, même bien lavés et blanchis, dit réceptacles des espèces les plus toxiques ! Et de cette façon, l'air, les mains du chirurgien, ses instruments, ses objets de pansement étaient les auxiliaires inconscients de l'infection prochaine; il fallait avoir un tempérament extraordinaire pour résister à cet envahissement et les statistiques nous révèlent comment la mort frappait dans les rangs de ceux qui devaient recourir à des opérations urgentes.

Aujourd'hui, les microbes ne doivent plus pouvoir atteindre une plaie faite par le chirurgien. Dans un air dépourvu de germes, avec des mains et des instruments stérilisés, avec un pansement ouaté bien conditionné, le chirurgien est assuré du résultat le plus satisfaisant; il peut opérer sans arrière-pensée, il n'aura plus à redouter ces maladies infectieuses du passé. Quelle sécurité pour l'opéré, quelle force pour l'opérateur! Aussi, rien n'arrête le chirurgien qui, dans son audace, ne recule devant aucun organe. Ce ne sont plus les membres seuls qui sont détachés, ce sont les parenchymes profonds qui sont incisés : les séreuses, la plèvre, le péritoine, sont ouvertes et le crâne lui-même a été trépané sur de larges surfaces, pour permettre au cerveau de reprendre la place nécessaire à son développement ultérieur! Tout cela est, à coup sûr, audacieux, mais les statistiques si favorables nous disent que cette audace est couronnée de succès et qu'en agissant ainsi, le chirurgien ne dépasse pas, en réalité, les limites d'une intervention rationnelle.

En augmentant si largement le champ d'activité du chirurgien, la nouvelle méthode a été un stimulant nouveau pour ceux qui se destinent à devenir des opérateurs habiles. Une étude minutieuse des régions du corps humain s'impose de plus en plus et l'anatomie prend une importance plus grande dans ces exercices préparatoires. Le meilleur anatomiste deviendra le chirurgien le plus habile, connaissant les difficultés à vaincre pour obtenir le résultat poursuivi, n'ayant ni surprises ni inconnues à redouter. C'est dans cette idée que nous avons augmenté nos amphithéàtres, donnant aux élèves tous les éléments utiles pour des dissections anatomiques sérieuses. Mais nous devons être aidés dans notre tâche par tous ceux qui comprennent cette importance fondamentale; la science a des droits, elle doit les maintenir contre les envahissements des ignorants et des hommes aveuglés par un zèle intempestif; on n'apprend pas l'anatomie chirurgicale sur des mannequins en carton !

Les nécessités de la méthode antiseptique entraînent un remaniement complet de nos services hospitaliers. Les salles d'opération ont été modifiées pour permettre d'en appliquer rigoureusement les règles. Nous connaissons déjà les résultats acquis, grâce à ces transformations premières; ils sont un encouragement puissant pour nos chirurgiens qui mettent leur activité et leur temps au service des déshérités de ce monde.

Lorsqu'on passe en revue les admirables opérations pratiquées avec succès dans ces dernières années, dont la minutie réclame de longues heures de recherches et de patientes dissections, on se reporte à la découverte des anesthésiques qui ont permis de réaliser de si difficiles entreprises. Le chloroforme a été pour l'opérateur aussi important que le pansement de Lister, car l'un ne pouvait sans l'autre assurer la marche régulière et la réussite de l'intervention. Ainsi, dans notre siècle, la chirurgie est devenue une force puissante qui peut compter sur elle et marcher de l'avant.

Ces brillants résultats de la chirurgie ont un peu éclipsé les efforts tentés par la médecine et cependant ses progrès sont aussi grands, s'ils ont été moins rapides. C'est qu'ici il ne s'agit plus de choses aussi visibles; ce ne sont plus des blessures à fermer, des ablations plus ou moins étendues d'organes, des réparations succédant à un traumatisme extérieur; le médecin se trouve aux prises avec des lésions profondes, avec des légions de micro-organismes qui se multiplient en silence dans les tissus et les liquides de l'économie, ne décelant leur présence que par les réactions qu'ils déterminent dans le corps ainsi envahi. Ce sont, d'une part, des maladies dues à une évolution défectueuse des organes et des fonctions auxquelles ils président, à cette usure précoce qui expose à la destruction les rouages de notre machine; ce sont, d'autre part, ces affections produites par les bactéries et les bacilles, et les toxines qu'ils sécrètent.

L'être humain évolue comme tous les êtres animés; il naît, devient adulte, et peu à peu se transforme pour aboutir à la dissolution finale. La mort est la nécessité absolue de tout être vivant. Nous avons la prétention de disparaître le plus tard possible; c'est notre droit. Mais, malheureusement, pendant cette promenade terrestre, nous avons encore souvent besoin du médecin et le temps n'est point encore venu où son ministère se bornera à nous aider à rendre le dernier souffle, après un heureux siècle de santé florissante. Est-ce notre faute, est-ce celle du médecin? C'est la nôtre, car nous nous obstinons à ne point entendre les avertissements de celui qui devrait être notre guide, à ne suivre aucune des prescriptions hygiéniques qu'il nous répète à satiété. Les merveilleux rouages de notre machine demandent à être surveillés : on ne peut pas impunément surchauffer la chaudière, animer le mécanisme d'un mouvement vertigineux. Or, combien peu d'hommes se rendent compte de l'usure qu'une vie mal combinée amène dans cet ensemble où toutes parties se commandent et contribuent au bon fonctionnement du tout. La plupart de nos professions nous imposent une vie contraire à tous les besoins de notre être physique, nos goûts nous portent à la recherche de mets excitants que nous absorbons en quantité trop considérable, dilatant notre estomac, fatiguant notre intestin par des digestions

laborieuses ; notre système nerveux est soumis à une excitation progressive qui l'anéantit et le supprime. Aussi
nous absorbons mal, nous éliminons mal et nos tissus en-
vahis par les toxines qu'ils sécrètent, chargés de principes
mal élaborés, souffrent d'un malaise général qui devient
chronique et épuise les plus robustes. Nous faisons, me
direz-vous, de la gymnastique raisonnée, de l'escrime,
de la bicyclette ! Je vous en félicite, mais ce quelque chose
ne constitue pas l'ensemble des règles hygiéniques que
vous oubliez de mettre en pratique au retour de vos séances
et de vos promenades. Et puis, vous avez à votre actif
votre vie d'enfant passée dans des salles étroites, mal
aérées, sous l'œil vigilant du maître réprimant vos impa-
tiences musculaires et gavant votre cerveau des connaissances indiquées par les programmes. Quand on les lit, ces
programmes, on se demande si l'homme ne prend pas à
tâche de préparer au médecin les rudes labeurs de restau-
rations impossibles ! Sommes-nous en droit d'imposer à
tous les cerveaux en voie de développement la tension ex-
cessive nécessaire pour de semblables efforts ? Et ceci est le
couronnement de cette œuvre qui prend l'enfant à trois
ans et qui dure jusqu'au moment où, affaibli et chance-
lant, il croit saisir la récompense de son travail. Ceux
qui résistent à cette éducation peuvent dire qu'ils ont des
cellules psychiques bien trempées ; mais que de victimes
autour d'eux ! Ce que produit l'exagération du travail in-
tellectuel est amené de même par une fatigue générale de
l'organisme et notre vie sociale actuelle, avec ses agitations
continuelles, imposées à des individus trop jeunes et trop
nerveux, prédispose à ces modalités spéciales qui com-
mencent à la migraine pour finir à l'hystérie la mieux ac-
cusée, à ces états où la volonté d'abord chancelante s'at-
ténue et disparaît, préparant l'organisme aux manifestations
si étranges de l'hypnotisme. Respectons le cerveau, toni-
fions cette substance délicate et précieuse qui, une fois
détraquée et anéantie, laisse l'organisme sans ordres et

sans réactions, car c'est le chef qui doit commander et, s'il perd la conscience de sa force, il laisse la direction de l'état à ces ganglions incohérents qui ne peuvent plus dominer les mouvements réflexes de ses parties. *Mens sana in corpore sano*, reste toujours la formule vraie des conditions essentielles à une bonne et longue vie. L'Université a enfin compris ces sages préceptes ; nos enfants ont de confortables installations avec de vastes jardins pour leurs récréations quotidiennes, ils font des excursions dans nos montagnes et nos forêts, leur nourriture est copieuse et saine, et les programmes ont été réduits pour obéir aux exigences de la journée de huit heures ; c'est un grand progrès accompli et nous ne devons pas regretter la serre chaude où s'étiolaient les rejetons de notre race, couverts de fleurs et de fruits monstrueux qui absorbaient toute leur sève ! Ainsi l'homme fait se souviendra toute sa vie de ces habitudes acquises, il restera marcheur, ami des longues promenades et de l'air vivifiant de la montagne. On me demandait pourquoi les médecins sont rarement malades et pourquoi notre honorable association compte tant d'octogénaires ! Et je répondais : C'est que le médecin fait beaucoup d'exercice ; il est emporté par la préoccupation constante de ses malades ; et, sans le savoir, il marche beaucoup, monte des escaliers, fait une gymnastique continue et régulière ; il brûle ainsi les produits de désassimilation de ses tissus et, s'il mange bien — car les médecins ont la réputation de bien vivre — il trouve dans cette activité les moyens de dépenser le superflu de ses acquisitions.

C'est pour réparer toutes ces inconséquences, toutes ces fautes voulues que le médecin met à profit toutes les découvertes scientifiques, pour élargir le cercle de son action thérapeutique.

Les applications électriques ont pris, dans ces dernières années, une grande importance. On a cherché à tirer parti de la suggestion pendant le sommeil provoqué ou même à l'état de veille pour modifier les troubles du mouvement et du sentiment si fréquents chez les hystériques, on a même songé à demander aux organes les éléments qui président à leur entretien et à leur bon fonctionnement. Brown-Séquard a démontré que le principe actif extrait d'un organe donné, chez l'animal, et injecté dans le sang de l'homme imprime aux éléments correspondants affaiblis une vitalité nouvelle. Le cerveau du mouton broyé, donne un liquide limpide après filtration qui, stérilisé et injecté sous la peau, produit de bienfaisantss modifications du côté de l'excitation cérébrale. En variant les organes soumis à l'expérience, on obtient des lymphes régénératrices dont les propriétés répondent aux nécessités du traitement. Quel est l'avenir de cette méthode nouvelle? Le scepticisme railleur qui l'a accueillie au début semble se dissiper devant les nombreux faits réunis déjà; le principe est rationnel, mais l'avenir seul décidera si ce nouvel élixir de longue vie a tenu ses promesses.

Les nouveaux médicaments tirés de la chimie sont des acquisitions de la plus haute importance et les productions botaniques ont apporté à la thérapeutique de puissants moyens d'action. Du reste, l'eau, sous toutes ses formes, a pris une place de premier ordre dans le traitement des maladies et l'hydrothérapie rend les plus signalés services. Nous devons, dans notre pays, réserver une place à part aux eaux minérales qui offrent par leur composition variée les moyens de traitement les plus énergiques. Aussi les stations se multiplient, les bains, si longtemps oubliés, prennent depuis quelques années une extension croissante et les malades se félicitent de cette thérapeutique hygiénique et bienfaisante qui leur fait trouver dans nos belles vallées de montagne le repos et la santé.

Placé dans le milieu extérieur, l'homme se trouve, pour le médecin comme pour le chirurgien, enveloppé par les légions d'animaux et de végétaux microscopiques qui l'assaillent.

Lorsqu'on eut démontré la présence de ces infiniment petits dans le milieu extérieur, l'idée la plus rationnelle fut de chercher à rendre l'organisme réfractaire à leurs envahissements. En 1776, Jenner avait trouvé dans la vaccine recueillie sur la vache un moyen de protéger l'individu vacciné contre la variole. C'est à Pasteur que revient l'honneur d'avoir basé sur ce fait une méthode ingénieuse et nouvelle qui promet les applications les plus larges. Ce grand expérimentateur a pu, en effet, transformer les propriétés virulentes des microbes du choléra des poules et du charbon, et il a démontré que l'injection de ces cultures atténuées qui produisent une réaction très faible, rendent l'organisme inapte à contracter ces maladies si graves; c'est un résultat identique à celui obtenu par le vaccin par rapport à la variole. La méthode antirabique est basée sur ces données, on rend l'organisme réfractaire en injectant des solutions de plus en plus virulentes de moelle de lapin inoculé et l'on arrête la marche envahissante des micro-organismes déposés par la morsure. Pasteur a ainsi ouvert une voie nouvelle, par la découverte de moyens curatifs contre les affections microbiennes. L'Allemagne ne pouvait rester en arrière et nous avons assisté au spectacle inoubliable d'un empereur annonçant au monde la guérison de la tuberculose par la lymphe dont le gouvernement seul avait le secret. L'essai clinique des inoculations de la lymphe de Koch a réduit à néant les propriétés curatives de ce produit contre la tuberculose pulmonaire, mais de malheureux malades ont payé par des milliers de vies la confiance à ce remède! Est-ce à dire que cette fin doit, par ses terribles conséquences, infirmer les résultats futurs de la méthode? Non point; et nous savons que M. Pasteur a entrepris contre le choléra des recherches de cet ordre; mais lorsqu'il s'agit de la vie humaine, il faut être prudent et circonspect, et l'amour de la gloire doit laisser le temps à l'expérimentateur de dire son dernier mot. Il faut se souvenir que l'existence de l'homme est autrement précieuse que l'existence d'un lapin ou d'un cobaye!

En attendant cette réussite complète de la protection de l'organisme par les vaccinations, il faut songer à détruire la cause même de l'affection microbienne. Ici interviennent les antiseptiques si nombreux que nous possédons. Les uns agissent sur le sang par la voie digestive, les autres pénètrent en inhalation dans les vésicules pulmonaires, d'autres imprègnent les épithéliums de la bouche, de l'estomac, de l'intestin; tous les organes peuvent être soumis à un lavage destructeur de microbes. Malheureusement ici l'action n'est pas aussi nettement définie, car pour atteindre le mal il faut agir un peu à l'aveugle, dans un milieu où l'on ne peut arriver souvent que par voie détournée. C'est un champ immense à parcourir, la physiologie déterminera quels sont les voies les plus sûres pour atteindre les microbes envahisseurs et pour faciliter l'élimination des toxines qu'ils accumulent dans le sang.

On peut se demander si ces vaccinations sont bien nécessaires et si la préservation ne pourrait pas se faire, comme en chirurgie, en empêchant l'arrivée des germes dans l'organisme. Assurément l'homme pourrait s'imposer de ne boire qu'une eau débarrassée par filtration ou ébullition de tous les microbes nocifs, il pourrait se placer dans l'air dépourvu de germe des montagnes les plus élevées, ou ne respirer qu'un air stérilisé par filtration ou par des vaporisations de liquides antiseptiques. Mais ces prescriptions sont incompatibles avec les nécessités de la vie, surtout en ce qui concerne l'air respirable. Dans cette protection des individus doivent intervenir les pouvoirs publics contre les routines invétérées. C'est le sol qui conserve les germes nocifs, c'est dans le sol que l'eau puise les éléments de la contamination. C'est du sol que s'élèvent les poussières qui transportent au loin les épidémies. Nos municipalités doivent donc s'occuper du sol, de l'eau, de l'air, pour assurer aux habitants des villes la sécurité voulue, contre les envahissements possibles de ces affections si terribles.

Le sol est le grand contaminateur et l'hygiéniste doit concentrer de ce côté toute son énergie pour faire prendre les mesures utiles pour le désinfecter et pour empêcher une plus large contamination. Jusqu'ici on a peu songé à ces régions souterraines sur lesquelles s'étagent nos plus belles cités, on a autorisé leur imprégnation par toutes les impuretés, et l'on s'étonne de recueillir les fruits de cette incurie des siècles passés! Les matières que nous livrons au sol ne doivent plus y demeurer : par un tout-à-l'égout bien entendu, avec des masses d'eau suffisantes, on peut les entraîner loin des villes et par filtration se débarrasser des éléments toxiques qu'ils contiennent, mais ici, il ne faut rien négliger de ce qui fait de ce système le meilleur et le plus pratique; les demi-mesures sont préjudiciables entre toutes et Paris sait ce qu'elles donnent, le tout-à-l'eau n'est point le tout-à-l'égout et les champs d'épandage assurent seuls la réalisation du problème le plus important pour les grandes villes. Si l'on ne peut pratiquer ce système, les matières retenues dans des réservoirs fermés doivent être emportées loin des centres et modifiées par des procédés chimiques.

Nous sommes loin du moment où dans chaque ville, grâce à une action énergique et continue, nous aurons obtenu toute sécurité du côté de l'eau et des matières alimentaires que nous absorbons. Les hygiénistes ont beau implorer, nos municipalités mettent du temps pour obéir. L'eau forme l'élément le plus nécessaire à l'homme, or, c'est le milieu le plus favorable au développement des microbes! Les uns sont utiles, il est vrai, ils peuvent même travailler dans une certaine mesure à débarrasser l'eau des matières putrides qui la souillent, mais à côté de ceux-là, que d'ennemis acharnés de notre corps ! Il faut donc une eau pure, telle qu'elle jaillit du sol par une source puissante qui n'a pu recevoir, avant de sortir de terre, le contact d'infiltrations contaminées. Mais, de ce point à la ville voisine que de causes capables de transformer ce produit pur en un liquide propagateur de maladies : des conduites insuffisantes, des solutions de continuité imprévues, des regards ouverts sans précautions sur les voies publiques, mille et mille causes des plus minimes en apparence peuvent souiller l'eau la meilleure. L'épidémie révèle seule l'insuffisance des moyens de protection ; il est trop tard.

La possession de sources abondantes, captées loin de toute habitation, l'entretien de canaux imperméables, hermétiquement clos, sont d'une nécessité absolue dans toute agglomération humaine, mais la moindre avarie de conduit peut entraîner la contamination. Il semble donc nécessaire, même dans ce cas, de conseiller à l'habitant de stériliser l'eau destinée à la boisson et aux lavages. L'ébullition, la filtration à l'aide d'une bougie Pasteur, le mélange de liquides supprimant les germes sont des procédés d'une application facile.

Si l'eau transportée dans les conduites est impure dès sa sortie, contaminée dans son trajet, il est du devoir de la municipalité de la stériliser avant de la distribuer dans les conduites particulières. On a imaginé à cet effet des appareils permettant de porter l'eau à l'ébullition et de réunir dans des réservoirs l'eau ainsi rendue saine et pure ; plusieurs villes américaines utilisent ce procédé. Les batteries de filtres installées par ordre du Ministre de la Guerre dans presque toutes les casernes, donnent une indication d'un autre ordre qui n'a pas encore été appliquée à des centres étendus. Dans ces conduites mauvaises, l'habitant est doublement tenu de filtrer ou de faire bouillir l'eau à domicile, si ces précautions générales ne sont pas prises.

Que diriez-vous d'une municipalité qui, de temps en temps, préviendrait les habitants d'une ville qu'elle remplace l'eau de boisson — à peu près satisfaisante — par une eau saturée de microbes ? C'est ainsi qu'à Paris on jette à certaines époques de l'année l'eau de Seine dans les conduites de la cité. Or, sous prétexte de pratiquer le tout-à-l'égout, la ville de Paris déverse directement dans le fleuve les immondices accumulés ; le résultat ne se fait pas attendre : les quelques bornes qui donnent de l'eau filtrée sont insuffisantes et les épidémies se chargent de démontrer l'action de l'eau impure sur les organismes humains !

A ce point de vue, Clermont est maintenant bien partagé, ses sources augmentées fournissent une eau pure et les réparations faites aux conduits nous donnent une confiance suffisante. Nous avons appris, par expérience, à être exigeants... eh bien! souhaitons plus d'eau, beaucoup plus d'eau, de cette eau de montagne, filtrée dans les immenses entonnoirs de scories de nos antiques volcans, et tout sera parfait... surtout si les propriétaires des vieilles concessions à perpétuité se décident à adopter pour les maisons la distribution de la ville.

Il faut absolument se méfier de ces canalisations disloquées qui datent d'un siècle, de ces puits qui traversent le travertin et où l'on puise une eau fraîche et savoureuse ; ce sont souvent les eaux agréables, épaisses qui contiennent le plus de matières organiques et les plus nombreux microbes ! Nos analyses ne laissent aucun doute sur l'impureté absolue du liquide puisé dans les bassins des concessions perpétuelles, et l'épidémie de fièvre typhoïde qui, l'année dernière, jeta l'effroi dans un de nos quartiers a heureusement déterminé la municipalité à agir contre les propriétaires de puits ; mais a-t-on fait tout le nécessaire ?

Cette épidémie a confirmé que le lait souillé par une eau contenant des bacilles typhiques, était une cause certaine pour la transmission de la maladie.

Les boissons qui peuvent ainsi être contaminées par

l'eau doivent donc être surveillées d'une façon particulière. L'ébullition du lait doit être en tout cas recommandée, car nous n'avons que des renseignements vagues sur l'état de santé des bêtes qui le fournissent et sur les manipulations qu'on lui fait subir. Que de cas de fièvres éruptives à signaler parmi nos soldats qui, buvant à la caserne de l'eau filtrée, trouvent en dehors chez les débitants voisins le vin, la bière, les boissons diverses mélangées à l'eau empruntée au puits ou au ruisseau le plus proche.

Les viandes doivent être l'objet de l'examen le plus minutieux; la transmission de la tuberculose n'est plus discutée et les viandes tuberculeuses sont de ce fait les éléments les plus certains de la contagion. La direction du service doit exiger dans l'acceptation des animaux destinés à l'alimentation la plus sévère application des règlements; s'il y a doute, ce doute doit être au bénéfice du consommateur. Depuis quelques années, on a établi dans les abattoirs de quelques villes d'Allemagne des étuves où sont placées les viandes des animaux douteux; de cette façon les microbes sont détruits et la viande cuite peut être livrée à la consommation; il y a dans cet arrêt une application qui se généralisera certainement et permettra de livrer à bas prix un aliment sain et réparateur.

L'air, si pur sur les hauts sommets, se charge de germes à mesure qu'on descend vers les plaines et qu'on s'approche des centres habités. Puis les animaux interviennent avec énergie, car tous rejettent, dans l'air, avec l'acide carbonique, les poisons fabriqués par les tissus de l'organisme, les toxines, dont l'action est si rapide sur les individus qui les absorbent. Ceux qui sont atteints de maladies des voies respiratoires apportent en même temps les germes et les microbes accumulés dans leurs poumons.

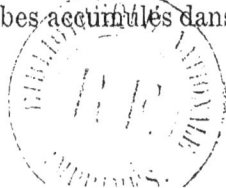

Il faut reconnaître que ces poussières légères, balayées et emportées au loin par les vents, ensemencent les poumons et les tubes digestifs préparés pour leur culture et déterminent ces épidémies inopinées, souvent inexplicables. Aussi faut-il songer à nos habitants des campagnes, qui ont trouvé l'ingénieuse combinaison de se passer de combustible en transportant leurs lits dans l'étable ; ces espaces confinés, où fermentent les fumiers étalés sur le sol, où respirent de gros animaux, sont des plus favorables au développement et à la transmission des affections les plus graves.

L'hygiène publique et privée, voilà donc le grand facteur de la thérapeutique moderne ; avec une hygiène rationnelle, les microbes auront une peine infinie à traverser nos lignes bien gardées ; l'air, l'eau, les boissons et les aliments nous arriveront dépourvus de germes, le sol qui nous porte cessera de fournir les éléments de notre destruction. Toujours en pleine possession de notre vigueur intellectuelle et physique, grâce à l'observation des règles absolues qui doivent régir les conditions vitales de notre organisme, nous aurons, en cas de besoin, les vaccins pour nous préserver des envahissements imprévus de nos minuscules ennemis. Et si, enfin, nous arrivons trop tard pour agir efficacement par ce moyen, la méthode antiseptique nous permettra d'accabler l'envahisseur déjà installé dans la place.

Il y a eu, comme vous le voyez, de grands progrès accomplis par la médecine, qui pose sur ses bases scientifiques le problème de la préservation des collectivités et des individus et fournit les solutions rationnelles à accepter pour arriver aux meilleurs résultats. Ce que nous devons considérer comme le mouvement le plus typique du siècle, c'est la lutte contre les infiniment petits, qui devient la base essentielle de la chirurgie et de la médecine modernes.

Cette transformation de la méthode, cette extension croissante du champ d'études conduit à la spécialisation dans les diverses branches de l'art de guérir. La division du travail, cette grande loi de l'évolution, se manifeste ici dans toute sa force : on ne peut pas tout savoir, et il faut se vouer à des groupes restreints d'affections médicales et chirurgicales, si l'on veut acquérir les connaissances approfondies et les données pratiques qui sont nécessaires pour la réussite. Cette distinction, si nette déjà dans les grands centres, s'affirme de plus en plus partout et le moment n'est pas loin où l'homme de l'art se consacrera exclusivement aux maladies d'un organe déterminé. La séparation si nette qui s'est établie déjà pour les médecins oculistes, s'accentuera pour des catégories de plus en plus nombreuses de médecins spécialistes, et le malade n'aura pas à recourir aux autorités médicales des grands centres, ayant sous la main le praticien exercé qui pourra lui fournir toute la sécurité de sa science. Cette spécialisation s'est accompagnée, partout où elle s'est produite, à Paris, à Lyon, à Marseille, à Bordeaux, à Strasbourg, de la création d'instituts spéciaux destinés aux opérations et aux applications thérapeutiques diverses. L'hôpital, qui ne comprenait jadis que des blessés et des fiévreux, s'est scindé en services nombreux, spécialisés, et peu à peu ces parties ainsi séparées sont devenues indépendantes, formant ces instituts nouveaux. Etablissements hydrothérapiques, électriques, pavillons pour les maladies chirurgicales, maternités, salles d'isolement pour les maladies épidémiques, etc., sont autant de formes de cette spécialisation. Plus les découvertes se multiplieront, plus cette nécessité s'imposera, et l'on peut prévoir la constitution d'instituts nombreux, où l'on préparera tel ou tel virus atténué et où on l'appliquera au traitement de la maladie microbienne correspondante ; l'Institut Pasteur, qui a servi de modèle aux instituts antirabiques étrangers, est le type de cette catégorie et les sanatoriums sont une indication première des instituts antituberculeux qui ont eu, à Berlin, une durée bien éphémère.

C'est vers cette transformation si caractéristique que nous devons, professeurs, puiser les éléments utiles pour l'agrandissement de notre Ecole. Déjà nous possédons une machine électrique puissante qui permet de pratiquer, dans une de nos salles, les applications nouvelles de l'électricité à la thérapeutique ; de même, notre laboratoire de bactériologie, greffé sur le laboratoire municipal, porte en germe un institut futur. Les nouvelles salles d'opération seront aussi d'importantes acquisitions pour nos chirurgiens, et l'Administration des hospices fera, comme toujours, de grands sacrifices. Il y a donc pour l'avenir de grandes et belles choses à entreprendre, et nous savons que les bienfaiteurs ne manquent pas dans notre pays. Notre vénéré collègue, M. Nivet, a donné l'exemple en dotant Clermont de la Maternité nouvelle. Il a tenu à laisser un monument impérissable du grand mouvement scientifique de la fin du xixe siècle.

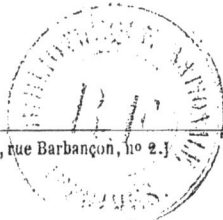

Clermont-Ferrand. — Imprimerie Mont-Louis, rue Barbançon, no 2.